BEI GRIN MACHT SICH IHR WISSEN BEZAHLT

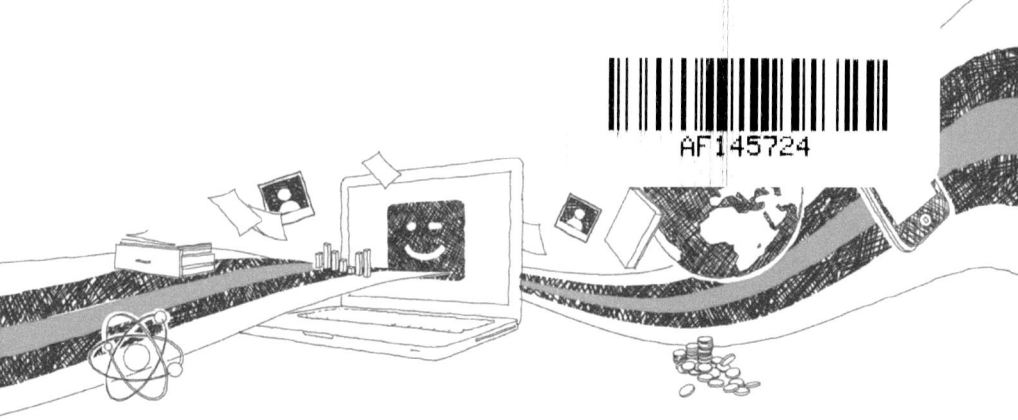

AF145724

- Wir veröffentlichen Ihre Hausarbeit,
  Bachelor- und Masterarbeit

- Ihr eigenes eBook und Buch -
  weltweit in allen wichtigen Shops

- Verdienen Sie an jedem Verkauf

Jetzt bei www.GRIN.com hochladen und kostenlos publizieren

GRIN

Bibliografische Information der Deutschen Nationalbibliothek:

Die Deutsche Bibliothek verzeichnet diese Publikation in der Deutschen National-bibliografie; detaillierte bibliografische Daten sind im Internet über http://dnb.d-nb.de/ abrufbar.

Dieses Werk sowie alle darin enthaltenen einzelnen Beiträge und Abbildungen sind urheberrechtlich geschützt. Jede Verwertung, die nicht ausdrücklich vom Urheberrechtsschutz zugelassen ist, bedarf der vorherigen Zustimmung des Verla-ges. Das gilt insbesondere für Vervielfältigungen, Bearbeitungen, Übersetzungen, Mikroverfilmungen, Auswertungen durch Datenbanken und für die Einspeicherung und Verarbeitung in elektronische Systeme. Alle Rechte, auch die des auszugsweisen Nachdrucks, der fotomechanischen Wiedergabe (einschließlich Mikrokopie) sowie der Auswertung durch Datenbanken oder ähnliche Einrichtungen, vorbehalten.

Impressum:

Copyright © 2017 GRIN Verlag
Druck und Bindung: Books on Demand GmbH, Norderstedt Germany
ISBN: 9783668775824

Dieses Buch bei GRIN:

https://www.grin.com/document/427392

Tanja Braun

Kann die Betreuung für Menschen mit Trisomie 21 optimiert werden?

GRIN Verlag

GRIN - Your knowledge has value

Der GRIN Verlag publiziert seit 1998 wissenschaftliche Arbeiten von Studenten, Hochschullehrern und anderen Akademikern als eBook und gedrucktes Buch. Die Verlagswebsite www.grin.com ist die ideale Plattform zur Veröffentlichung von Hausarbeiten, Abschlussarbeiten, wissenschaftlichen Aufsätzen, Dissertationen und Fachbüchern.

Besuchen Sie uns im Internet:

http://www.grin.com/

http://www.facebook.com/grincom

http://www.twitter.com/grin_com

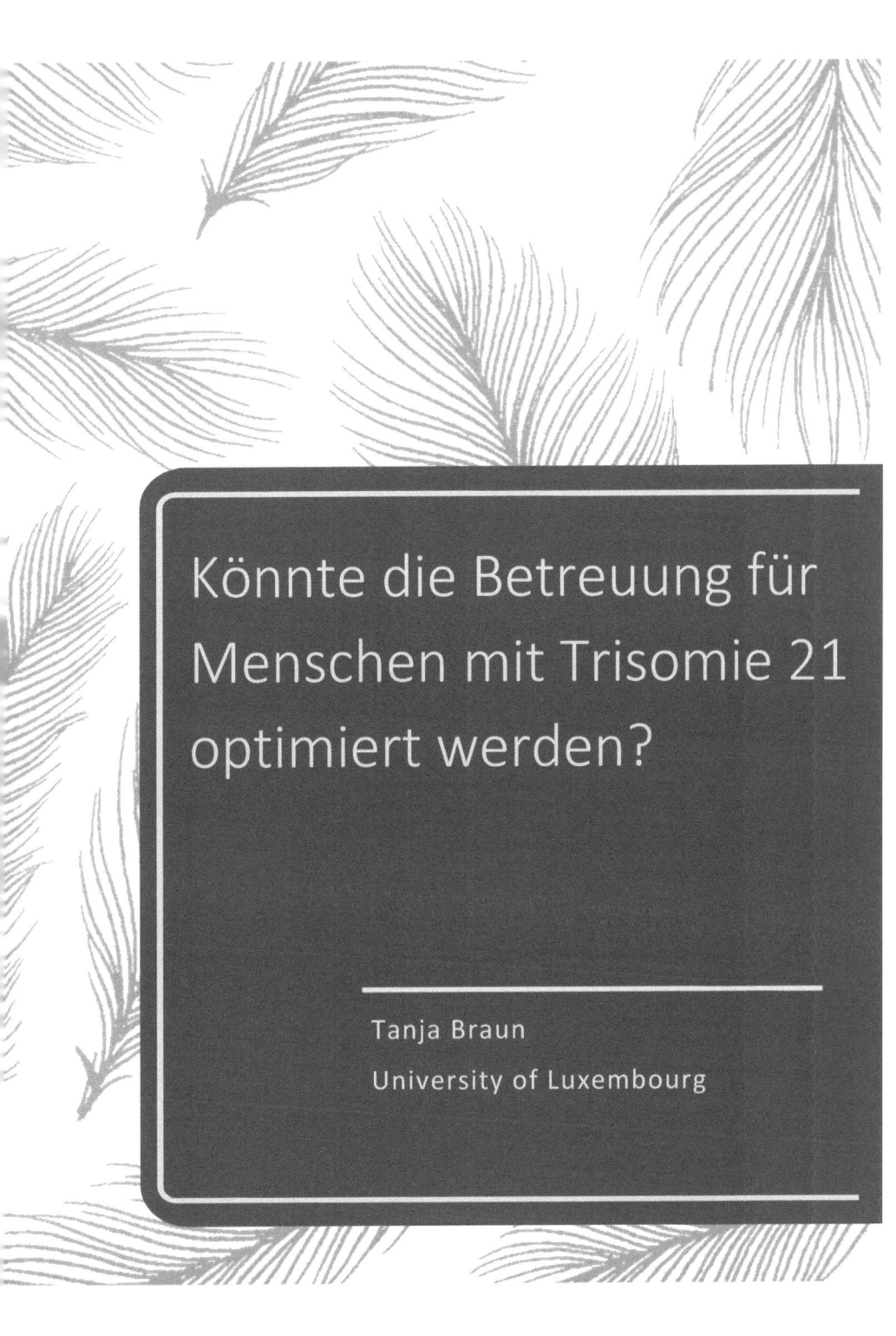

Könnte die Betreuung für Menschen mit Trisomie 21 optimiert werden?

Tanja Braun

University of Luxembourg

Inhaltsverzeichnis

1. VORWORT: WARUM DIESES THEMA?

Dieses Thema habe ich gewählt, da es mich vor einiger Zeit vor eine Herausforderung gestellt hat. Ich habe in einem CIPA, Centre intégré pour personnes âgées, in Luxemburg gearbeitet. Es war ein geschlossener Wohnbereich wo hauptsächlich Demenz erkrankten Bewohner lebten. Wir bekamen eine neue Bewohnerin die an Trisomie 21 litt.

Diese Bewohnerin hat bis zu dem Zeitpunkt ein „selbstständiges" Leben geführt und war 42 Jahre alt. Die Bewohnerin hat alleine gelebt und ging einer Arbeitstätigkeit in einer Wäscherei nach. Mit dem Zug ist sie zur Arbeit gefahren und auch wieder nach Hause. Dies ging, soweit uns damals bekannt war, alles gut bis sie älter wurde und mit dieser Situation überfordert war, und nicht mehr alleine zurechtkam.

Als diese Bewohnerin auf unserem Wohnbereich einzog, stand das Personal, Krankenschwester, Altenpfleger, Erzieher, vor einer Herausforderung, da diese Personal einen hohen Betreuungsbedarf hatte, und den wir mit unserem Personalschlüssel nicht zur Genüge abdecken konnten.

Da Menschen mit Trisomie 21 von ihrem Wesen eigentlich sehr anhänglich sind und ein großes Bedürfnis nach Zuneigung und Geborgenheit haben, war die Situation keinesfalls adäquat gelöst, die Person auf einem geschlossenen Wohnbereich einziehen zu lassen.

Für uns als Personal hätte dies bedeutet, eine 1-1 Betreuung rund um die Uhr.

Da wir diese Betreuung in dem CIPA nicht gewährleisten konnten, war die Bewohnerin fast ständig unterfordert und wusste sich meistens nicht zu beschäftigen. Das hatte zur Folge, dass die Bewohnerin auch launisch wurde, wenn sich niemand mit ihr beschäftigten konnte, und deswegen eine Unruhe ausstrahlte, das sich wiederum auch negativ auf die anderen Bewohner ausgewirkt hat.

Im Rahmen meiner Arbeit möchte ich folgende Fragen beantworten:

- Könnte die Betreuung für Menschen mit Trisomie 21 optimiert werden?
- Könnte das System verbessert werden, wenn ja was wären eventuelle Möglichkeiten?

2. Einleitung

In dieser Masterarbeit möchte ich mich näher mit dem Thema „Betreuung für Menschen mit Trisomie 21", genauer gesagt mit der freien Trisomie 21, beschäftigen. Ich möchte unteranderem die oben gestellten Fragen beantworten in dem ich mich näher mit dem Thema Betreuung in Luxemburg und im Ausland beschäftige und Tabelle zur besseren Visualisierung anfertigen um meine erwähnten Fragen beantworten zu können. In meiner Arbeit spreche ich von Menschen mit Trisomie 21, dies beinhaltet die Kinder, die Jugendliche wie die Erwachsenen.

Betreuung ist ein breitgefächertes Wort, das wiederum die Schule, wie die Arbeit und die Wohnmöglichkeiten dieser Menschen beinhaltet, da wie wir zu einem späteren Zeitpunkt sehen werden, diese Menschen eigentlich nie ohne Betreuung sein sollten.

Im Verlauf dieser Arbeit werden wir die Betreuungsmöglichkeiten in Luxemburg, den Nachbarländern, Belgien, Frankreich und Deutschland, wie die Betreuungsmöglichkeiten in 3 verschiedenen skandinavischen Länder genauer betrachten.

3. Begriffserklärungen

3.1 Ätiologie

„Lehre von den Ursachen (besonders der Krankheiten)"

3.2 Autosomale Chromosomenaberration

„Eine Chromosomenaberration ist eine Anomalie, welche die Struktur oder Anzahl von Chromosomen eines Genoms betrifft."

3.3 Chromosom

„Ist eine Organisationsstruktur der DNS, dem Träger der Erbinformation"

3.4 Ergotherapie

„Ergotherapie unterstützt und begleitet Menschen jeden Alters, die in ihrer Handlungsfähigkeit eingeschränkt oder von Einschränkung bedroht sind. Ziel ist, sie bei der Durchführung für sie bedeutungsvoller Betätigungen in den Bereichen Selbstversorgung, Produktivität und Freizeit in ihrer persönlichen Umwelt zu stärken.

Hierbei dienen spezifische Aktivitäten, Umweltanpassung und Beratung dazu, dem Menschen Handlungsfähigkeit im Alltag, gesellschaftliche Teilhabe und eine Verbesserung seiner Lebensqualität zu ermöglichen."

3.5 Logopädie

„Die Logopädie ist sowohl ein wissenschaftlicher Fachbereich als auch eine eigenständige Profession. Als interdisziplinäre wissenschaftliche Disziplin grenzt sie an Teilgebiete der Medizin, der Linguistik, der Pädagogik sowie der Psychologie und beschäftigt sich dabei mit der Ätiologie, Diagnostik* und Intervention** hinsichtlich sämtlicher Kommunikations- und Schluckstörungen."

3.6 Pflegeversicherung

Die Pflegeversicherung ist ein selbstständiger Zweig von der Sozialversicherung zur finanziellen Absicherung der Pflegebedürftigkeit.

3.7 Foyer de Jour

Foyer de Jour bedeutet Tagesbetreuung.

3.8 Atelier protégé

Atelier protégé ist eine geschützte Werkstatt, wo Menschen mit einer Behinderung in einer geschützten Aufsicht einer täglichen Tätigkeit nachgehen können

4. BESCHREIBUNG UND KRANKHEITSBILD: TRISOMIE 21

4.1 Was ist Trisomie 21?

Trisomie 21 ist die Tatsache, dass das Chromosom 21 dreifach ist. Das heißt, statt 46 Chromosomen haben sie 47 Chromosomen in jeder Zelle.

Es existieren drei verschiedene Formen von Trisomie 21:

➢ Die Freie Trisomie 21

➢ Die Translokation Trisomie 21

➢ Die Mosaik Trisomie 21

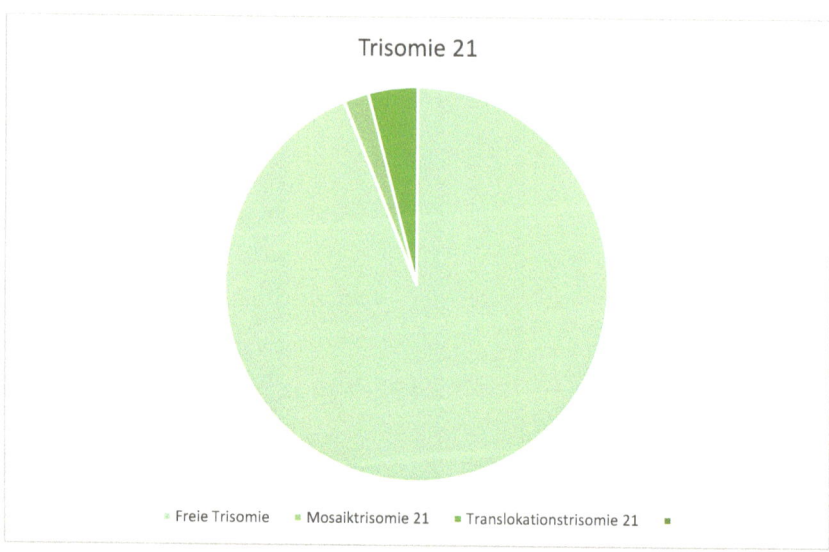

Wie man an dem Diagramm erkennen kann ist die Freie Trisomie 21 die am häufigsten auftretende Form und meine Arbeit handelt demzufolge von dieser Art der Trisomie.

4.2 Wie äußert sich Trisomie 21?

Die Hauptmerkmale dieser Krankheit sind:

➢ Typische äußerliche Merkmale

Die meisten Menschen mit dieser Krankheit sind kleinwüchsig, haben eine schwache Muskulatur und sind mit einem schwachen Bindegewebe belastet. Des weiteren haben sie meistens ein rundes Gesicht mit schräg auswärts gestellten Augen.

➢ Gesundheitliche Merkmale

Sie leiden oft an Herzanomalien, sowie Störungen des Verdauungstraktes. Ebenso leiden sie oft an Infektionen ins besonders an den Atemwegen, da das Immunsystem geschwächt ist.

Des weiteren leiden sie meistens an Hör- und Sehstörungen. Alle Personen, die das Down Syndrom haben, erleiden einer geistigen Behinderung, deren Grad der Beeinträchtigung allerdings unterschiedlich ausfällt. Allerdings haben sie vielfältige Talente sowie Fähigkeiten, die man fördern kann.

4.3 Welche Auswirkungen hat Trisomie 21 auf das Leben?

Ich beginne mit den Auswirkungen bei den Kindern, da die frühe Förderung maßgeblich für das Erwachsenen Alter ist. Je früher man beginnt, desto besser und selbstständiger können Menschen mit Trisomie 21 werden und leben.

Die Sprachentwicklung kann bei Kindern mit Trisomie 21, bedingt durch die Hörschwäche, verzögert sein, sowie die akustische Wahrnehmung und deren Verarbeitung langsamer funktionieren als bei „normalen" Kindern. Allerdings ist das abhängig vom Grad der Behinderung. Dementsprechend ist eine Frühförderung, eventuell müssen die Kinder zu einem Logopäden, Ergotherapeuten, Kinéstherapeuten, notwendig und die Kinder müssen in eine „spezielle" Schule gehen. Die Kinder brauchen mehr Wiederholungen und lernen Neues schwieriger, da die Aufnahmefähigkeit verlangsamt ist, aber im Allgemeinen sind sie sehr wissbegierig und lernen gerne. Dies ist eine Herausforderung für die Eltern und ist ziemlich Zeitaufwändig. Das hat natürlich alles Auswirkungen auf das „normale" Familienleben.

Es ist sehr wichtig bei den Personen feste Riten zu gebrauchen, da es für sie dann leichter ist in dem Sinne selbstständiger zu sein. Ebenso wichtig sind sportliche Aktivitäten, um der Muskelschwäche entgegen zu wirken und soziale Kontakte, sollen wie bei jedem „normalen" Menschen gepflegt werden.

Für Familien mit Kinder mit Trisomie 21, werden lange Reisen abgeraten, da die Kinder / Erwachsene mit Trisomie 21 sehr schnell das Gelernte verlernen, und dann nach dem Urlaub wieder von vorne anfangen müssen, das Gelernte wieder zu erlernen.

Im Allgemeinen trifft das auf alles zu, was mit dem Tagesgeschehen zu tun hat, da das Leben ein einziger Lernprozess ist.

5. WELCHE STRUKTUREN GIBT ES IN LUXEMBURG?

In Luxemburg ist es ein ziemlich schwieriges Unterfangen. Insgesamt arbeiten drei verschiedene Ministerien, Familienministerium, Gesundheitsministerium und Schulministerium zusammen. Dies ist eine echte Herausforderung für die Eltern von Kindern mit einer geistigen und oder körperlichen Behinderung.

Um einen von den vier größeren Träger, die in Luxemburg Kinder, Erwachsene mit Trisomie 21 betreuen und / oder beherbergen auszusuchen muss man fast einen Hürdenlauf hinter sich bringen. (Dazu in Punkt 5.2 und 5.3 Genaueres)

Die verschiedene Träger bieten sogenannte „Foyer de Jour", sowie „Atelier Protegé" an. Des weiteren gibt es die Möglichkeit, dass Personen mit Trisomie 21 bei einem der vier Träger wohnen können. Da gibt es dann auch verschiedene Arten des Wohnens, wie Betreutes Wohnen oder in einer Institution leben. Meistens werden die Wohnmöglichkeiten mit den betroffenen und deren Familien, soweit wie es möglich, ist in der Nähe der Familienwohnung ausgesucht.

Die Personen haben natürlich auch die Möglichkeit, soweit wie es die familiäre Situation zulässt, auch zu Hause bei den Eltern, Geschwister leben zu können, sofern dort die nötige Betreuung und Unterstützung gesichert ist.

Den Großteil der finanziellen Ausgaben von den Träger bekommen diese von der Pflegeversicherung und natürlich von der Miete des Zimmers oder Wohnung der Personen.

5.1 WAS WIRD AN BETREUUNG GEBOTEN?

Da es in Luxemburg die Schulpflicht gibt, müssen auch die Kinder mit einer geistigen und / oder körperlichen Behinderung in die Schule. Da diese Kinder aber nicht in dem „normalen" Schulsystem integriert werden können, bedingt durch Überforderung und mangelnder Betreuungsmöglichkeiten, werden diese Kinder in der „Education différenciée" betreut und gefördert. Zum aktuellen Zeitpunkt findet selten eine Integration im normalen Schulsystem statt. Vereinzelt wird es angeboten und hängt dann natürlich von dem Grad der Beeinträchtigung ab. In den Maison Relais´en findet man mittlerweile immer öfters eine Integration, natürlich auch dort, hängt es von der Pathologie der Behinderung ab.

Für Jugendliche und Erwachsene gibt es auch verschiedene Möglichkeiten der Betreuung in Luxemburg. So können die betroffenen Personen in den „Foyer de Jour" betreut werden, sowie in den „Atelier Protegé" einer Arbeit nachgehen. Soweit wie es die Möglichkeiten der Eltern / Familie ermöglichen können die betroffenen Personen auch zu Hause betreut werden. Die verschiedenen Möglichkeiten der Betreuung hängen natürlich von der Pathologie der Behinderung ab.

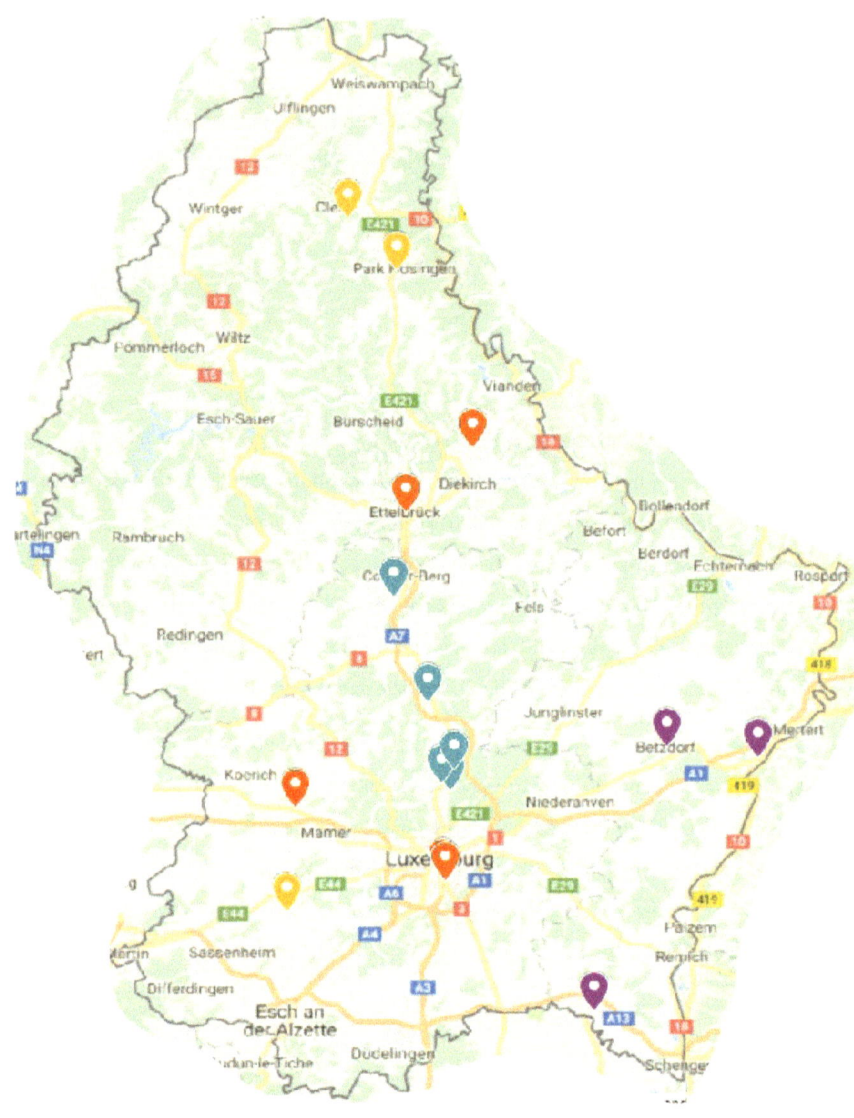

Wie man hier auf der Karte erkennen kann, haben wir in Luxemburg noch etliche Ausbau-
möglichkeiten. Die 4 verschiedenen Farben zeigen die Standorte der 4 Hauptträger aus Luxemburg.

5.3 Welche Aufnahmekriterien gibt es?

Die Auswahlkriterien für die verschiedene Träger sowie für die verschiedene „Atelier Protegé" hängen ab von:

- Der Autonomie der Personen, z.b. inwieweit kommen sie alleine zurecht, kann die Tätigkeit die erlernt wurde selbstständig ausgeführt werden?

- Die Aktivitäten des täglichen Lebens, z.b. wird die Hygiene richtig ausgeführt, kommen sie in der Küche zurecht, können die öffentlichen Transportmittel genutzt werden ohne einer Überforderung zu erliegen?

- Was sind die Möglichkeiten der Personen selbst: z.b. woran hat die Person Freude und liegt in ihren Möglichkeiten, gibt es handwerkliche Fertigkeiten, Kreativität?

Wurde dann eine Entscheidung getroffen in welches „Atelier Protegé" die betreffende Person kommt gibt es ein sogenanntes Praktikum von drei Jahren, um der Person die Möglichkeit zu geben herauszufinden ob die Tätigkeit für sie angepasst ist oder nicht.

5.4 Wie sieht der Sozial- und Finanzierungsplan aus / Pflegeversicherung?

Familien wie aber auch die Institutionen bekommen finanzielle und materielle Unterstützung von der Pflegeversicherung. Die Beteiligung der Pflegeversicherung hängt vom Grad der Behinderung ab. Genauere Angaben werden in den nächsten Punkten kurz beschrieben. Dies ist aufgebaut wie ein kleiner Leitfaden für betroffene Familien.

5.4.1 Wer kommt in Frage um Hilfeleistungen zu bekommen?

- Alle Personen die Hilfe nötig haben, durch eine andere Person, bei den Aktivitäten des täglichen Lebens.

- Dann müssen die Hilfeleistungen über eine Dauer von 3,5 Stunden die Woche übersteigen

- Die Hilfeleistungen bei Kleinkindern wird in dem Sinne nicht unterstützt (erst ab einem Alter von acht Jahren), da jedes Kleinkind Hilfe benötigt, ist aber eine Krankheit bei dem Kind diagnostiziert, wird nur die „Sonderhilfe" unterstützt

5.4.2 Um bei der Pflegeversicherung finanzielle oder materielle Unterstützung zu bekommen, müssen eigene Instanzen durchlaufen werden:

- An erster Stelle muss einen Antrag bei der gesetzlichen Krankenkasse (CNS) gestellt werden (Formulaire de demande)
- Bei der Anfrage muss ein Bericht des behandelnden Arztes beigefügt werden
- Dann muss die Abhängigkeit der betreffenden Person evaluiert werden

5.4.3 Was unterstützt die Pflegeversicherung?

- Es werden Hilfeleistungen unterstützt die, die Aktivitäten des täglichen Lebens beinhalten
- Des weiteren werden Haushaltsarbeit unterstützt
- Die Betreuung der betroffen Personen wird unterstütz
- Dann wird Hilfe bei Informationen, für die betreffenden Personen sowie für die pflegenden Helfer, angeboten
- Es kann auch technisches Hilfsmittel von der Pflegeversicherung bereitgestellt werden (Pflegebett, Gehhilfen, finanzielle Unterstützung bei anpassende Umbauarbeiten)
- Des weiteren wird finanzielle Unterstützung angeboten für Pflegemittel sowie Inkontinenzmaterial.

5.5 DIE LEBENSDAUER: WELCHE HERAUSFORDERUNG BIRGT DIE?

Infolge meiner Recherchen und dem Gespräch mit zwei Mütter der Gruppe Familienbetreuung T21 (beide haben ein Kind mit Trisomie 21) fand ich heraus, dass eigentlich kein Mensch mit Trisomie 21 alleine, sprich völlig autonom ohne fremde Hilfe, leben kann. Bedingt durch den genetischen Unterschied können diese Menschen ihr Leben nicht in völliger Autonomie bewältigen. Es wird angeraten immer eine Bezugsperson zu haben, sprich Betreutes Wohnen oder eine WG, wo z.b. noch andere Personen mit einer anderen Behinderung (unterschiedlicher Grad) wohnen und gegenseitig auf sich Acht geben. Trotzdem wird angeraten einen Betreuer zur Seite zu stellen. Laut Aussage der beiden Mütter der Gruppe Familienbetreuung T21 kann es durch komplettes alleine wohnen zu einer unzureichenden Hygiene wie Vernachlässigung der ärztlichen Vorsorge kommen, das die Lebensdauer beeinträchtigen kann, da Personen mit Trisomie 21 anfälliger etlicher Krankheiten sein können.

Noch vor dreißig Jahren starben drei Viertel der Menschen, die an Trisomie 21 litten, noch vor der Pubertät. Knapp zehn Prozent wurden älter als 25 Jahren. Zum aktuellen Zeitpunkt hat sich die Lebensdauer fast verdreifacht und die meisten erreichen mittlerweile ein Durchschnittsalter von bis zu 60 Jahren.

Da, zum Teil, die Einrichtungen nicht darauf eingestellt sind respektiv nicht so gebaut, strukturiert wurden, könnte das die Institutionen vor eine Herausforderung stellen, da diese Menschen schneller altern, leiden sie vorzeitig an einer demenziellen Erkrankung. Menschen mit Trisomie 21 leiden überdurchschnittlich oft an Alzheimer, einer häufigen Form von Demenz, und dies schon oft ab einem Alter von 40. Dementsprechend müssen die Betreuungsangebote angepasst werden.

6. Statistiken

Da es unter Diskriminierung fallen würde genaue Statistiken zu erheben bezüglich Menschen mit Trisomie 21, existieren keine Angaben, wie viele Personen an Trisomie21 leiden, respektiv wo diese wohnhaft sind.

Während meinen Recherchen habe ich rausgefunden, dass ungefähr 1 Kind mit Trisomie 21 auf Achthundert (andere Angaben sagen 1-700) Geburten zur Welt kommt. In meiner Prognose für Luxemburg habe ich mich auf 1-800 festgelegt. Prognose in dem Sinne, weil es keine genauen Angaben gibt und, bedingt durch die pränatale Untersuchung, auch viele Abtreibungen gibt (keine Statistik vorhanden).

In einer Studie des Instituts für Statistik und Wirtschaftsstudien (STATEC) geht hervor, dass es im Jahre 2015, 6115 Neugeborene in Luxemburg gab. Diese Zahl sei konstant geblieben. Mit dieser Zahl lässt sich die Prognose stellen, wie viele Kinder mit Trisomie 21 zur Welt kommen (6115: 800). Mit dieser Rechnung ergibt sich ein Resultat von 7,6 Kinder pro Jahr mit Trisomie 21.

Behinderte Menschen

Schwerbehinderte Menschen in Deutschland nach Geschlecht und Altersgruppen

Geschlecht Alter/Jahre	Schwerbehinderte Menschen am 31.12. ...								Quote¹ 2015 in %
	2001	2003	2005	2007	2009	2011	2013	2015	

¹ Bevölkerung am 31.12.2015 - Ergebnisse der Bevölkerungsfortschreibung auf Grundlage des Zensus 2011.

	2001	2003	2005	2007	2009	2011	2013	2015	Quote
Insgesamt	6 711 797	6 638 892	6 765 355	6 918 172	7 101 682	7 289 173	7 548 965	7 615 560	9,3
männlich	3 530 018	3 485 341	3 527 983	3 587 250	3 658 107	3 733 913	3 851 568	3 866 994	9,5
weiblich	3 181 779	3 153 551	3 237 372	3 330 922	3 443 575	3 555 260	3 697 397	3 748 566	9,0

nach Alter von ... bis unter ... Jahren

	2001	2003	2005	2007	2009	2011	2013	2015	Quote
unter 4	15 938	15 276	14 478	14 297	14 275	14 194	13 928	14 703	0,5
4 bis 6	15 026	14 885	14 611	14 002	14 336	14 376	14 109	14 626	1,0
6 bis 15	96 197	93 824	91 124	91 928	94 708	97 988	99 847	101 493	1,5
15 bis 18	37 740	40 471	41 342	39 918	38 250	38 696	41 342	43 128	1,8
18 bis 25	101 247	106 209	111 722	117 157	122 155	123 983	120 515	118 560	1,9
25 bis 35	227 247	210 406	200 061	200 510	210 081	223 679	236 602	245 741	2,3
35 bis 45	464 455	470 492	468 581	447 270	417 603	390 234	363 342	345 138	3,5
45 bis 55	734 219	770 516	794 660	826 264	874 509	916 329	931 886	910 665	6,8
55 bis 60	591 238	568 325	607 467	650 827	674 299	688 194	697 958	712 128	11,8
60 bis 62	390 301	319 984	282 040	286 327	331 822	354 317	348 220	341 575	15,9
62 bis 65	570 797	596 952	535 298	473 602	446 115	536 489	589 609	575 511	18,9
65 und mehr	3 467 392	3 425 552	3 603 971	3 756 070	3 863 529	3 890 694	4 091 607	4 192 292	24,2

Quelle:

https://www.destatis.de/DE/ZahlenFakten/GesellschaftStaat/Gesundheit/Behinderte/Tabellen/SchwerbehinderteAlterGeschlechtQuote.ht ml Zugriff: 30.06.2017

16

Stellvertretend für andere Länder, unteranderem auch Luxemburg, kann man an dieser Statistik erkennen, dass die Anzahl der Menschen mit Behinderungen stetig steigt. In der ersten Reihe sieht man die Zunahme von 9,3 % von 2001 bis 2015. Dies bestätigt die Zunahme der Menschen mit einer Behinderung und man kann eine Prognose wagen, dass dies in nächster Zukunft sich wahrscheinlich nicht drastisch ändern wird.

In der 2ten markierten Reihe, Kinder unter 4 Jahren, ist eine Zunahme von 0,5 % verzeichnet.

In der 3ten markierten Reihe, Menschen im Alter zwischen 25-35 Jahren, eigentlich das Alter der Berufstätigkeit, ist eine Zunahme von 2,3 % verzeichnet.

In der 4ten Markierten Reihe, das Durchschnittsalter von Menschen mit Trisomie 21, ist eine Zunahme von 15,9 % zu verzeichnen.

Wie man sehen kann, denke ich muss sich, was die Betreuung der Menschen mit Behinderungen betrifft, was ändern. Es müsste ausgebaut werden (Näheres in der Schlussfolgerung)

Wie bereits oben erwähnt ist auch diese Statistik global gehalten und geht nicht genau auf spezifische Krankheiten ein.

7. Welche Strukturen gibt es in den Nachbarländern?

7.1 Belgien

7.1.1 Betreuung

In Belgien gibt es die gleichen Betreuungsmöglichkeiten wie in Luxemburg. Im Allgemeinen wird die Organisation von den Departementen (Wallonen, Flandern und Germanien) oder privaten Anbietern durchgeführt.

Die Institutionen selbst sind teils subventioniert, ganz subventioniert oder komplett eigenständig.

Die Betreuung der Personen hängt innerhalb der Institutionen vom Alter der zu betreuenden Personen ab. Es wird dann eine adäquate Betreuung angeboten wie, ambulante Pflege, Schule, autonomes Wohnen, Hobbys sowie Eingliederung ins Berufsleben.

Um in einer geschützten Werkstatt arbeiten zu können, müssen die betroffenen Personen eine Art Praktikum absolvieren. Dieses Praktikum dauert maximal drei Jahre. Danach wird beurteilt ob die Person in dem Bereich arbeiten kann. Beurteilt wird auf die Leistung- und Umsetzfähigkeit der betroffenen Person. Nach den drei Jahren bekommen die Personen einen Arbeitsvertrag und falls dies nicht möglich ist, können sie einen Langzeitpraktikumsvertrag bekommen. Dieser Langzeitpraktikumsvertrag bietet die Möglichkeit auch den schwach leistungsfähigen Menschen die Möglichkeit zu bieten einer Arbeitstätigkeit nachzugehen.

Allerdings ist die geschützte Werkstatt die letzte Alternative für diese Menschen, falls es nicht möglich ist, sie in die reguläre Arbeitswelt einzugliedern.

7.1.2 Aufnahmekriterien

Hauptsächlich habe ich Infos erhalten aus der Wallonie.

In Belgien gibt es viele verschiedene Institutionen die Personen mit Trisomie 21, im Allgemeinen Menschen mit einer geistigen Behinderung, aufnehmen. Die verschiedenen Aufnahmekriterien, sowie die nötige Unterstützung findet man bei AVIQ (le soutien pour une vie
de qualité pour tous les wallons). Sowie bei den anderen Institutionen gibt es keine direkten
Aufnahmekriterien außer der Grad und die Art der Behinderung. Dann ist es wichtig die pas-
sende Institution für sich und die Familienangehörige, zu finden, wie z.b. die Distanz von der
Elternwohnung.

7.1.3 Sozial- und Finanzierungsplan

In Belgien ist es etwas kompliziert mit der Finanzierung. Insgesamt gibt es vier Möglichkeiten
der Finanzierung: Ministerium der Wallonie, Fonds social européenne, Eigenkapital sowie
von Spenden.

In der Wallonie gibt es bis heute noch keine obligatorische Pflegeversicherung. Die Verhand-
lungen dies bezüglich sind am Laufen. In Flandern haben sie eine Pflegeversicherung und die
Einwohner müssen einen Beitrag von 50 Euro monatlich zahlen. Zum aktuellen Zeitpunkt,
sind die Personen in der Wallonie nicht zusatzversichert kann dies durchaus ein Problem
darstellen.

Das bedeutet, dass die Personen mit Behinderungen, sowie ältere Menschen, die in Institutionen leben zum Teil die Pflege und was sonst noch benötigt wird selbst zahlen müssen.

7.2 Frankreich

7.2.1 Betreuung

In Frankreich wird die Betreuung individuell angepasst. Sie hängt vom Abhängigkeitsgrad ab und wird so angepasst, dass die betreffende Person die nötige Unterstützung bekommt die sie braucht.

Die Kleinkinder werden von Anfang an betreut und unterstützt, um die Sprache zu fördern genauso wie die Lernfähigkeit zu unterstützen. Die Kinder gehen nicht in den regulären Schulunterricht, sondern wie in Luxemburg in eine spezialisierte Schule. Es kann aber auch vorkommen, hängt vom Grad der Beeinträchtigung ab, dass die Kinder, mit Hilfe und Unterstützung, in dem normalen Schulsystem, Vorschulklasse und Spielschule, integriert werden können.

Als Erwachsene werden die Menschen betreut und bekommen Hilfe, für die Aktivitäten des täglichen Lebens. Es gibt Tagesbetreuung, geschützte Werkstätte, und Wohnmöglichkeiten. Also im Großen und Ganzen wie in Luxemburg.

Insgesamt gibt es 27 verschiedene Assoziationen, die sich um die Familien und die betroffenen Personen kümmern und unterstützen. Diese Assoziationen sind in ganz Frankreich verteilt, so dass in all Departement Ansprechpartner für betroffene Familien sind. Diese Assoziationen haben unteranderem spezielle Dienste die, die ambulante Pflege aber auch Schuldienste anbieten. Dann gibt es noch Dienste zur Unterstützung des sozialen Lebens, sowie Dienste zur medizinischen Betreuung und natürlich Dienste zur Hilfe am Arbeitsmarkt.

7.2.2 Aufnahmekriterien

Die meisten Personen, wie ich während meinen Recherchen herausgefunden habe, wohnen in einer familiären Umgebung. Erst wenn sie älter sind, und die Betreuung von den Eltern nicht mehr gewährleistet werden kann, kommen die meisten erst in eine Institution. Somit haben die Institutionen hauptsächlich Bewohner ab einem Alter von 40 Jahren. Somit muss bei der Aufnahme Acht gegeben werden ob das Gewohnte mit den Angeboten der Institution übereinstimmt. Dies ist fast nicht zu gewährleisten allerdings sollten die Angebote, soweit

wie es möglich ist an das Gewohnte angepasst werden um zu viele Änderungen zu vermei-
den. Zu viele Änderungen sind nicht gut zu verkraften und die Personen verstehen es zum
Teil nicht oder kriegen es nicht so schnell umgesetzt. Kurz um: bei der Aufnahme soll die
Institution, die ausgewählt wird, so nah wie möglich an den gewohnten Lebensstil heran-
kommen.

7.2.3 Sozial- Finanzierungsplan

Größtenteils werden die finanziellen Ausgaben über die gesetzlichen Krankenkassen wie
über die Steuergelder finanziert. Natürlich gilt wie überall, dass die Betroffene eine Selbstbe-
teiligung an den Ausgaben tragen müssen.

Eine Pflegeversicherung, wie wir sie in Luxemburg kennen, gibt es in dem Sinne nicht in
Frankreich. Im Allgemeinen ist die Finanzierung ein Aufgabenbereich der verschiedenen De-
partemente in Frankreich und somit ist die unterschiedlich von Departement zu Departement, nur die Hauptregelung ist gesetzlich festgehalten.

7.3 Deutschland

7.3.1 Betreuung

Das Betreuungsrecht ist klar definiert im Bürgerlichen Gesetzbuch. Falls die Betroffen auf-
grund ihrer Beeinträchtigung ihre Angelegenheiten nicht selbst regeln können wird ihnen
einen rechtlichen Betreuer zur Seite gestellt. Dieser Betreuer hilft den Personen ein, soweit
wie möglich, selbstbestimmtes Leben führen zu können. Die ambulante Pflege steht in
Deutschland vor der stationären Betreuung, und die Menschen müssen in die Gesellschaft
eingegliedert werden. Dies lässt sich nicht immer leicht umsetzen, aber es wird stetig daran
gearbeitet diesen Menschen die Inklusion so einfach wie möglich zu machen.

Es gibt verschiedene Träger in Deutschland, die Institutionen haben, wo diese Personen leben, arbeiten und betreut werden. Es gibt auch dort ein vielseitiges Angebot wo es an den

Familien, wie den betroffenen Personen selbst liegt, sich für sich ein passendes und an ihre Bedürfnisse gerichtete Institution zu finden.

7.3.2 Aufnahmekriterien

Die Aufnahmekriterien unterscheiden sich im Wesentlichen nicht von denen der anderen Länder. Es muss auf die Pathologie der Behinderung geachtet werde, sowie auf die Bedürfnisse der Familien und den Betroffenen.

7.3.3 Sozial- Finanzierungsplan

Die Finanzierung verläuft ähnlich wie in Luxemburg über die Pflegeversicherung. In Deutschland gibt es allerdings vermehrt Leute die privat versichert sind, diese müssen logischerweise eine private Pflegversicherung abschließen. Für alle wo über die gesetzliche Krankenkasse / Pflegeversicherung versichert sind, stehen die gesetzlichen Gelder zur Verfügung.

Viele Leistungen die in Betracht gezogen werden können, müssen allerdings auch zum Teil privat mitfinanziert werden, wie die Miete in den Institutionen sowie das mitfinanzieren des für Inkontinenzmaterial.

Hier eine Übersicht was in den Nachbarländern grundsätzlich angeboten wird:

NACHBARLÄN-DER	WOHNUNGS-EINRICH-TUNG	GESCHÜTZ-TE WER-STÄTTE	TAGESBETREU-UNG	UNTERSTÜTZEN-DE BETREUUNG ZU HAUSE
BELGIEN	X	X	x	
FRANKREICH	X	X	X	
DEUTSCHLAND	X	X	x	X

8. Welche Strukturen gibt es in den skandinavischen Ländern?

8.1 Warum skandinavische Länder?

Bedingt durch meine Recherchen bezüglich meines Themas, habe ich festgestellt, dass in den skandinavischen Ländern die sozialen Leistungen einen echten Vorteil, respektiv, wie ich finde, besser organisiert sind. Ich habe mich hier auf drei Länder begrenzt: Dänemark, Schweden und Norwegen, wo ich detaillierte drauf eingehen möchte. Ich habe noch andere Betreuungsmodelle gesehen, die auch ziemlich interessant klingen aber, wie bei allem Positives wie auch negatives darüber gelesen. Alles hat seine Vorteile wie Nachteile. Ich denke, dass es wie überall ist, man muss für sich und die Familie die beste Betreuungsmöglichkeit raussuchen.

8.2 Dänemark

8.2.1 Was wird an Betreuung geboten?

Dänemark verfolgt das Ziel, allen Bevölkerungsgruppen eine gute Lebensqualität zu bieten und nicht nur die minimale Versorgung zu gewährleisten. Bedingt durch die Assistenzmodelle, die großzügig geregelt ist, gibt es vorwiegend kleine Einrichtungen für Menschen mit besonderen Bedürfnissen, und nur noch sehr wenige große Anstalten.

Es gibt immer mehr Kommunen, die Wohngemeinschaften anbieten für behinderte Menschen. Die Kommunen sind auch zuständig für die Rehabilitation, Beschäftigung und Umschulung für behinderte Menschen. Ebenfalls zuständig sind die Kommunen wie die Kreise für die Integration am Arbeitsmarkt, dies kann an normalen Arbeitsplätze sein sowie aber auch in einer geschützten Arbeitsstelle, (abhängig vom Grad der Behinderung)

Die Finanzierung wird zur Hälfte von öffentlichen Gelder geleistet. Ein Grundeinkommen wird den Menschen durch das Rentengesetz garantiert und wird vom Staat wie von den Kommunen ausgezahlt. Diese Ausbezahlung findet ohne Unterschied ob die Betroffene in einem Heim oder im Eigenheim leben.

Die Betroffene bekommen zusätzlich, falls nötig, noch eine finanzielle Beihilfe für Extrakosten, wie Pflege, Pflegematerial, usw.

8.3 Norwegen

8.3.1 Was wird an Betreuung geboten?

In Norwegen gibt es seit nun mehr als 19 Jahren das System der individuellen Versorgung. Detaillierter gesagt, bekommen in Norwegen die geistig behinderten Menschen eine individuelle Versorgung, die mit Hilfe von persönlichen Assistenten meist in der eigenen Wohnung, eine rund um die Uhr Betreuung (abhängig vom Grad der Behinderung, 24 Stunden oder teils Betreuung) bekommen.

Dieses Bild, finde ich, ziemlich aussagekräftig. In dem ersten Teil des Bildes fühlt man sich nicht wohl, und im zweiten Teil sieht das ganz anders aus. Man kann sich einrichten, wie es einem gefällt, wie jeder normale Mensch es sich wünscht, nach seinen Wünschen und seinen Ideen. Auch Menschen mit Behinderungen haben ihre eigene Vorstellung von wohnen, und in diesem System, wie es in Norwegen ausgeübt wird, hat jeder das Recht auf eine eigene Wohnung.

Da die Verantwortlichen aber selbst rausgefunden haben, dass dies die Isolation und Vereinsamung fördert, bieten sie mittlerweile auch Aktivitäts- wie Arbeitszentren an, wo die behinderten Personen dann zu individuell festgelegt Tageszeiten außerhalb ihrer eigenen Wohnung betreut werden können.

In diesen Arbeitszentren können allerdings nur ein kleiner Teil der Betroffenen, nur welche mit einem geringen Hilfebedarf, arbeiten, denn laut Rechtsspruch haben Personen mit Behinderungen keinen Anspruch auf Arbeit. Für vereinzelte Menschen gibt es auch die Möglichkeit einer regulären Arbeit nachzugehen, mit Hilfe eines Arbeitsassistenzen, allerdings ist das Arbeitsverhältnis auf drei Jahre befristet.

8.3.2 WIE SIEHT DER SOZIAL- UND FINANZIERUNGSPLAN AUS?

Die betroffene Person bekommt eine garantierte Rente wegen Arbeitsunfähigkeit und ab dem Alter von 18 Jahren hat jeder Betroffene einen Anspruch auf eine eigene Wohnung von mindestens 50 Quadratmetern, genau wie einen Anspruch auf die nötige Hilfe zur Bewältigung der Aktivitäten des täglichen Lebens.

Unterschied zu Deutschland der wo der Grad oder die Art der Behinderung ausschlaggebend ist, ist in Norwegen der Hilfegrad ausschlaggebend, dies kann bedeuten: eine Betreuung 1-1 oder sogar 2-1.

8.4 Schweden

8.4.1 WAS WIRD AN BETREUUNG GEBOTEN?

In Schweden gibt es das Paradigma: Alle Menschen sind gleich und sollen auch gleichbehandelt werden. Dies trifft überall zu sei es in der Schule oder auf dem Arbeitsplatz. Für die Kinderbetreuung gibt es individuelle Kleingruppen von maximal drei Kindern, wo diese nach ihren Fähigkeiten und Möglichkeiten gefördert werden können.

Ab einem gewissen Alter, wenn die Kinder nicht mehr in die Schule gehen müssen, können diese zu Hause betreut werden und bekommen einen persönlichen Assistenten zur Seite gestellt, gleich wie in Norwegen.

Auch hier bekommen die behinderten Personen eine Wohnung vom Staat zur Verfügung gestellt ab der Volljährigkeit, genauso wie die Hilfe des persönlichen Assistenten, die nach Bedarf bis zum Tod des Patienten andauern kann.

Die Betroffene werden einer geförderten Arbeitsstelle zugewiesen, wo sie je nach ihren Fähigkeiten und Möglichkeiten, arbeiten können und am Ende des Monats gibt es auch ein Taschengeld.

Hier eine Übersicht was in den 3 ausgewählten skandinavischen Länder angeboten wird:

LÄNDER	WOHNUNGS-EINRICHTUNG	GESCHÜTZTE WERSTÄTTE	TAGESBETREUUNG	UNTERSTÜTZENDE BETREUUNG ZU HAUSE
NORWEGEN	X	X	x	X
DÄNEMARK	X	X	X	X
SCHWEDEN	X	X	x	X

9. Schlussfolgerung: Welches wird als bestes Betreuungssystems betrachtet?

Menschen mit Behinderungen werden aufgefangen und bekommen die für sich notwendige Unterstützung. Jedoch nicht alle Behinderungen werden hierbei berücksichtigt bzw. es wird nicht auf alle Behinderungen individuell eingegangen. Dafür gibt es zu wenig Einrichtungen die mit spezifischen Krankheitsbilder arbeiten. Auch ist die Aufklärungs- und Öffentlichkeitsarbeit noch nicht genug ausgeprägt.

Meiner Meinung nach sollte ein Leitfaden für betroffene Familien existieren, d.h. bekomme ich die Nachricht, dass ich ein Kind mit einer geistigen Behinderung bekomme (pränatale Untersuchung) oder habe (spätere Diagnostik), wäre es hilfreich, etwas an der Hand zu haben in dem die verschiedenen Schritte erklärt sind. An wen ich mich wenden muss, welche finanzielle Unterstützung ich beantragen kann und wo ich diese erhalte. Gibt es Selbsthilfegruppen, an die ich mich wenden könnte, was sind die Möglichkeiten für mein Kind?

Die meisten Institutionen bieten Betreuungsangebote, im Allgemeinen für geistig- und / oder körperlich behinderte Menschen. Es sollten Betreuungsformen für die konkreten Pathologien von Behinderungen geschaffen werden, da dieses Menschen auch andere Bedürfnisse haben. Zum Teil gibt es zwar in abgeschwächter Form wie z.B. Wohnungshäuser für Menschen mit Autismus. Es wäre trotzdem wünschenswert wenn Wohnhäuser für den Großteil der verschiedenen Krankheitsbilder existieren würden, da dies den Vorteil hätte, dass man noch spezifischer auf die Bedürfnisse der betroffenen Menschen eingehen könnte.

Man könnte auch Altersheime für Menschen mit Behinderungen errichten sowie auch bedenken, dass Menschen mit Trisomie 21 sehr häufig an einer Demenz erkranken und dies meist früher als Menschen ohne Behinderungen.

Wie in der Arbeit dargelegt, gibt es verschiedene Betreuungsmodelle, die sowohl vor als auch Nachteile aufweisen. Als optimal, denke ich, müssten die positiven Eigenschaften der verschiedenen Modelle zusammengetragen werden, und man müsste ein Modell aus diesen zusammensetzen. Denn nur individuelle Betreuung sowie nur Gruppenbetreuung ist nicht das Beste für den Großteil der Menschen auch nicht für kranke Menschen.

Anschließend lässt sich festhalten, dass man nicht genau sagen kann welches das Beste oder weniger Gute Betreuungssystem von den oben erwähnten Modellen darstellt.

10. Quellenverzeichnis

➢ http://www.wortbedeutung.info/Chromosom/ Zugriff: 22.06.3017

➢ http://flexikon.doccheck.com/de/Chromosomenaberration Zugriff: 22.06.2017

➢ http://www.duden.de/rechtschreibung/Aetiologie Zugriff: 22.06.2017

➢ https://www.dbl-ev.de/service/meldungen/einzelansicht/article/definition-der-logopaedie-ergebnis-einer-internationalen-zusammenarbeit-auf-cplol-ebene.html Zugriff: 22.06.2017

➢ https://dve.info/ergotherapie/definition Zugriff: 22.06.2017

➢ https://www.kinderaerzte-im-netz.de/krankheiten/down-syndrom-trisomie-21/symptome-krankheitsbild/ Zugriff: 22.06.2017

➢ https://www.lecturio.de/magazin/trisomie-21/ Zugriff: 22.06.2017

➢ https://www.welt.de/gesundheit/article12901314/Menschen-mit-Downsyndrom-leben-immer-laenger.html Zugriff: 20.06.2017

➢ http://www.mss.public.lu/dependance/ Zugriff:20.06.2017

➢ http://www.mss.public.lu/dependance/ad_definition_dependance/index.html Zugriff: 20.06.2017

➢ http://www.mss.public.lu/dependance/ad_demarches/index.html Zugriff: 20.06.2017

➢ http://www.mss.public.lu/dependance/ad_prestations/index.html Zugriff: 20.06.2017

➢ http://www.mss.public.lu/dependance/ad_domaine_intervention/index.html Zugriff: 20.006.2017

➢ http://www.mss.public.lu/dependance/ad_prestnat_prestesp/index.html Zugriff: 20.06.2017

➢ http://www.mss.public.lu/dependance/ad_prestataires/index.html Zugriff: 20.06.2017

➢ https://www.ds-infocenter.de/html/dswasistdas.html Zugriff: 20.06.2017

➢ https://www.lebenshilfe.de/de/buecher-zeitschriften/lhz/ausgabe/2010-2/artikel/Wie_funktioniert_Norwegen.php?listLink=1 Zugriff: 22.06.2017

➤ https://www.alltag-in-schweden.de/behindertenversorgung-in-schweden.php

Zugriff: 22.06.2017

➤ https://www.weiterbildung.curaviva.ch/files/GKAM3BV/Assistenzmodelle-in-anderen-Laendern.pdf Zugriff: 22.06.2017

➤ http://www1.wdr.de/wissen/mensch/down-syndrom-trisomie-alter-demenz-100.html

Zugriff: 24.06.2017

➤ http://rtlnext.rtl.de/cms/down-syndrom-er-hatte-eine-lebenserwartung-von-12-jahren-jetzt-ist-kenny-77-4090528.html Zugriff: 24.06.2017

➤ http://www.luxembourg.public.lu/de/actualites/2016/03/22-population-luxembourg/index.html Zugriff: 26.06.2017

➤ https://www.google.de/search?q=geburtenrate+pro+1000+einwohner+in+luxemburg&rlz=1C1PRFG_enDE749DE749&source=lnms&tbm=isch&sa=X&ved=0ahUKEwjp_qbjotvUAhXF1xoKHa-LACPoQ_AUICigB&biw=1536&bih=760#tbm=isch&q=Alterspyramide+von+Luxemburg&imgrc=dL1R-NEenF5pBM: Zugriff: 26.06.2017

➤ http://ec.europa.eu/eurostat/statistics-explained/index.php/Fertility_statistics/de
Zugriff: 26.06.2017

➤ https://www.aviq.be/handicap/questions/aides_financieres/index.html Zugriff: 26.06.2017

➤ http://www.servicesapem-t21.eu/ Zugriff: 26.06.2017

➤ http://www.vivreenaidant.fr/sante-aide/handicaps/trisomie-21/accompagnement-personne-atteinte-trisomie-21 Zugriff: 27.06.2017

➤ http://www.trisomie21-france.org/qui-sommes-nous Zugriff: 27.06.2017

➤ https://www.perce-neige.org/actus/comprendre-le-handicap/la-trisomie-21/

Zugriff: 27.06.2017

➤ http://www.anesm.sante.gouv.fr/IMG/Chapitre4_PHV.pdf Zugriff: 27.06.2017

➤ https://issuu.com/bibmontserrat/docs/tr_blancacalvo Zugriff: 27.06.2017

➢ http://www.irdes.fr/documentation/syntheses/le-financement-de-la-dependance-des-personnes-agees-en-france.pdf Zugriff: 27.06.2017

➢ http://www.ligue-hmc.lu/index2.php?m=ligue_hmc_fr-3-qui_sommes-nous_?
Zugriff: 30.06.2017

➢ http://www.apemh.lu/apemh/qui-sommes-nous- Zugriff: 30.06.2017

➢ http://www.elisabeth.lu/Services-pour-personnes-handicapees.1647.0.html
Zugriff: 30.06.2017

➢ http://www.tricentenaire.lu/fr/services Zugriff: 30.06.2017

➢ https://www.lebenshilfe.de/de/themen-recht/recht/betreuungsrecht.php
Zugriff: 30.06.2017

➢ http://www.lechler-stiftung.de/wp-content/uploads/StuttgartSchwarz.pdf
Zugriff: 01.07.2017

➢ http://www.selbstbestimmt-im-alter.de/data/behindertenhilfe.pdf
Zugriff: 01.07.2017

➢ https://www.bundestag.de/blob/424058/4747af6ae23bae99d09c1a11447ff8e0/wd-6-040-16-pdf-data.pdf
.Zugriff: 01.07.2017

➢ http://dictionary.sensagent.com/Kehlen_(Luxemburg)/de-de/ Zugriff: 18.07.2017

➢ http://wirtschaftslexikon.gabler.de/Definition/pflegeversicherung.html Zugriff: 19.07.2017

BEI GRIN MACHT SICH IHR
WISSEN BEZAHLT

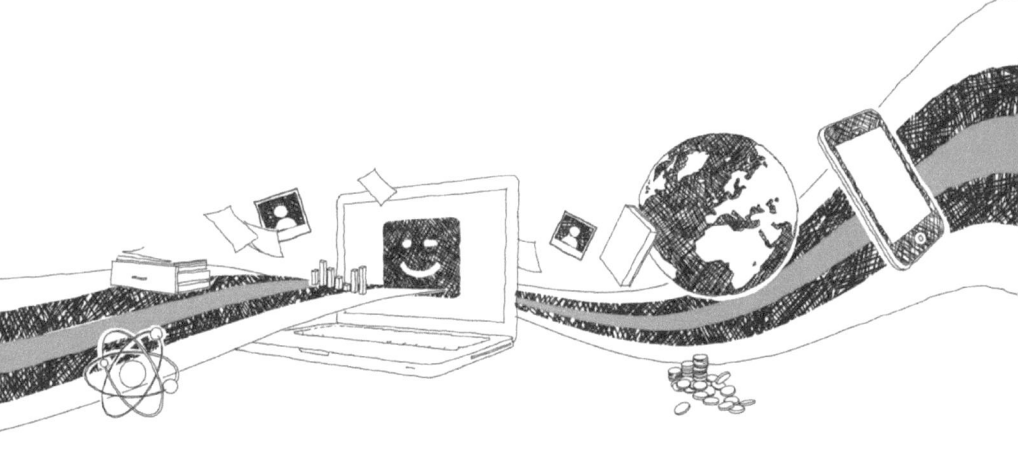

- Wir veröffentlichen Ihre Hausarbeit,
  Bachelor- und Masterarbeit

- Ihr eigenes eBook und Buch -
  weltweit in allen wichtigen Shops

- Verdienen Sie an jedem Verkauf

Jetzt bei www.GRIN.com hochladen
und kostenlos publizieren

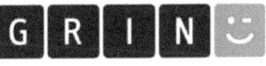